DU LUPUS

LEÇONS DE M. LE DOCTEUR E. VIDAL,

MÉDECIN DE L'HOPITAL SAINT-LOUIS

Rédigées par M. COLSON, interne des hôpitaux

REVUES PAR LE PROFESSEUR

PARIS

V. ADRIEN DELAHAYE ET Cie, LIBRAIRES-ÉDITEURS

PLACE DE L'ÉCOLE-DE-MÉDECINE

1879

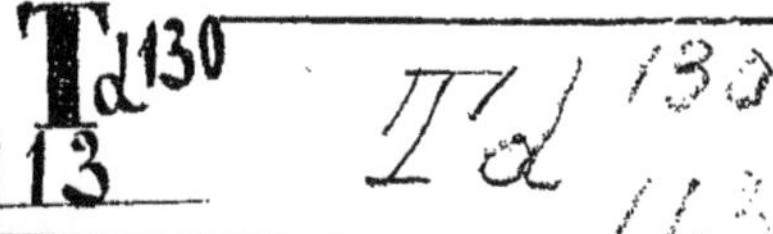

DU LUPUS

LEÇONS DE M. LE DOCTEUR E. VIDAL,

MÉDECIN DE L'HOPITAL SAINT-LOUIS

Rédigées par M. COLSON, interne des hôpitaux

revues par le professeur.

Messieurs,

Le Lupus, dont nous commençons aujourd'hui l'étude est une des plus graves affections de la peau; c'est à elle que sont dues ces hideuses destructions d'une partie de la face dont nous voyons de trop nombreux exemples dans cet hôpital. Elle est grave par les désordres locaux qu'elle peut entraîner, par sa tendance aux récidives, par sa résistance au traitement.

Rare, presque exceptionnelle, dans la population aisée, elle est relativement assez fréquente dans la classe pauvre. Presque à chacune de nos consultations, à l'hôpital, il s'en présente deux ou trois nouveaux cas.

Depuis quatre ans que j'ai adopté les scarifications linéaires comme méthode de traitement, j'ai eu à soigner un grand nombre de ces malheureux; tous les mercredis vous pouvez voir opérer de 25 à 30 de ces malades.

En parcourant les salles, et en voyant les divers types que j'ai mis sous vos yeux, vous avez pu remarquer que cette affection se présente sous différentes formes. On comprend très-bien que, pendant si longtemps, un certain nombre de ces variétés aient été ignorées ou confondues avec d'autres affections cutanées.

Synonymie. — Le nom de *Lupus* employé par les Latins fut repris par PARACELSE, adopté par WILLAN, BATEMAN, Samuel PLUMBE, et par la plupart des dermatologistes modernes. Cette dénomination pittoresque, comme presque toutes celles du même genre, celle de goutte, de rhumatisme, de coqueluche, etc., est excellente en ce sens que, ne préjugeant rien sur la nature de la maladie, elle survit à toutes les théories, à toutes les fluctuations de la science.

Le lupus vulgaire, lupus tuberculeux, était déjà connu dès les premiers âges de la médecine. C'était la *dartre rongeante* des Grecs et de GALIEN.

ALIBERT décrit le lupus sous le nom d'*herpès esthiomenos* (ἐσθίειν ronger, ou ἐσθίωμαι, je suis rongé). Sous ce nom d'*esthiomène* HUGUIER a donné une assez bonne description des scrofulides de la vulve.

Pour M. BAZIN, cette affection est une manifestation d'une maladie constitutionnelle, de la scrofule; c'est la *scrofulide maligne*. Cependant il lui conserve le nom de lupus; et frappé de la ressemblance que présentent avec lui certaines formes de la syphilis, il admet aussi un *lupus syphilitique*. Malgré l'autorité de Bazin, malgré celle de KAPOSI, qui a fait représenter dans son atlas des types de lupus syphilitique, je rejette cette dénomination qui pourrait engendrer la confusion. La syphilide ulcéreuse des scrofuleux n'est pas un lupus : elle s'en distingue cliniquement et histologiquement.

Pour M. HARDY, le lupus est une scrofulide et il distingue deux formes : érythématheuse et tuberculeuse. C'est qu'en effet, il y a deux formes principales de lupus et entre ces deux types fondamentaux, on peut observer une quantité infinie de variétés. Le lupus érythémateux primitivement, peut devenir tuberculeux. Les tubercules peuvent n'être qu'une phase de transition ; ou bien, ils persistent longtemps et peuvent se cicatriser sans ulcération ; ou bien, ils s'ulcèrent plus ou moins rapidement, et parfois arrivent à produire les lésions les plus graves, les plus rapidement destructives, du *lupus vorax*.

Toutes les nuances que nous montre l'observation journalière peuvent se rattacher à deux types principaux :

1° Le lupus érythémateux;

2° Le lupus tuberculeux.

Ce dernier peut être superficiel ou profond, non ulcéreux ou ulcéreux.

Les deux formes que nous avons admises sont deux modalités d'un même processus morbide, du même néoplasme, qui se distinguent uniquement par le plus ou moins de profondeur de la lésion; la forme érythémateuse, la plus superficielle, attaque les couches les plus extérieures du derme; la forme tuberculeuse, au contraire, débute plus profondément.

Lupus erythémateux. — Le lupus érythémateux est de connaissance relativement récente. Il n'avait pas fixé l'attention des anciens auteurs; il est, du reste, beaucoup moins fréquent que le lupus tuberculeux, dans la proportion de 1 à 12 ou 13.

En 1845, Hébra distingua et étudia, sous la dénomination de séborrhée congestive, le lupus érythémateux; déjà Cazenave l'avait reconnu et lui avait appliqué la dénomination qu'il a encore aujourd'hui; c'est le lupus superficialis de Thompson et Parkes. Biett, sans en reconnaître la nature, l'avait décrit sous le nom d'érythème centrifuge.

Le lupus érythémateux se montre plus tardivement que l'autre, en moyenne vers l'âge de 18 ans; il est extensif, mais n'a que très-rarement tendance à gagner la profondeur de la peau en se modifiant dans sa forme, et en devenant tuberculeux.

Il débute par une rougeur congestive ressemblant à une petite plaque d'érythème de 1 ou 2 centimètres de diamètre; cette rougeur peut s'observer sur tous les points du corps, mais plus généralement on la voit à la face, et alors le nez ou les joues sont le plus habituellement atteints; ce point rouge qui, au début, semble n'avoir aucune signification, grandit par ses bords, devient centrifuge. Pour un observateur attentif, s'il dure depuis quinze jours, trois semaines et plus, ce n'est déjà plus un érythème ordinaire; vient-on à saisir la peau entre les doigts, on sent qu'elle est épaissie, infiltrée. La plaque grandit, résiste à toute sorte d'application médicamenteuse anticongestive; elle s'étend à une joue tout entière. Généralement son développement est symétrique, et l'autre joue subit des modifications analogues. Le plus souvent le lupus érythémateux occupe, en même temps, le dos du nez et les joues, se présentant ainsi sous une forme assez bizarre et assez typique, qu'Hébra compare à celle d'un papillon. Cette plaque congestive est nettement limitée, elle tranche par sa rougeur avec les parties voisines, parfois pâles et décolorées, comme par exemple chez les anémiques et les chlorotiques.

Le plus souvent, c'est une simple rougeur érythémateuse; d'autrefois, il y a un peu de tuméfaction, une sorte d'œdème dur; quelquefois, enfin, l'induration est très-profonde, c'est le lupus congestif de certains auteurs, le *lupus tumidus* d'Hébra.

A mesure que l'affection progresse, le diagnostic devient plus facile. La plaque rouge pâlit à son centre; il s'y fait une petite cicatrice lisse, blanche, qui tranche par sa teinte avec la coloration voisine; cette cicatrice s'étend à mesure que la rougeur suit sa marche envahissante (érythème centrifuge de Biett). Si la plaque est étendue, la cicatrisation peut se faire simultanément sur plusieurs points.

Aux signes que nous venons d'énumérer s'ajoutent, dans certains cas, quelques phénomènes particuliers; aux bords de la plaque on observe des arborisations vasculaires qui peuvent atteindre un développement assez marqué. Cette vascularisation indique souvent la transition à la forme érythémato-tuberculeuse.

La surface de la plaque du lupus érythémateux est généralement le siége d'une exfoliation épidermique, qui peut avoir des caractères différents.

Parfois c'est une desquamation pityriasique, blanchâtre, quelquefois grise, ou bien noire, d'où le nom de pityriasis nigra. Sous ce nom on a décrit, il est vrai, les affections les plus différentes : il n'y a pas lieu de s'en étonner quand on a acquis la conviction que le pityriasis n'est pas une affection cutanée, mais tout simplement un mode de desquamation. Cette forme, à exfoliation furfuracée, est celle que nous nommons *lupus pityriasiforme*.

Dans certains cas la desquamation est plus active, et se fait sous forme de lamelle, comme dans le psoriasis; c'est là la variété à laquelle nous donnons le nom de *lupus psoriasiforme*. Quelquefois le diagnostic différentiel en est très-difficile; si le psoriasis occupe exclusivement la face, si la squame a été enlevée, les difficultés du diagnostic augmentent encore, et il faudra attendre le développement de la cicatricule superficielle, dont je vous ai parlé, pour éliminer l'idée de psoriasis.

J'ai emprunté, pour vous la montrer, au musée pathologique de cet hôpital, une pièce moulée sur sur une jeune fille traitée, il y a quelques années, dans mon service, et dont le lupus psoriasiforme prêtait très-facilement à l'erreur dont je vous parle. Étant assez embarrassé, j'avais eu, par deux fois, à quelques semaines d'intervalle, recours aux lumières de M. Bazin qui, deux fois, porta le diagnostic de psoriasis; ce ne fut que lorsque nous vîmes apparaître les cicatricules que nous dûmes revenir sur notre diagnostic.

Quelquefois il se fait à la surface du lupus des croûtes grasses, pouvant se malaxer sous les doigts et produites par une hypersécrétion des glandes sébacées. Si vous enlevez les croûtes produites par cette séborrhée concrète, vous remarquez qu'elles sont très-adhérentes, qu'elles s'enfoncent dans les orifices des glandes sébacées qui sont élargies; c'est la forme appelée *lupus érythémateux acnéique* qui se rencontre chez les individus prédisposés, ou bien lorsqu'il y a invasion plus active au pourtour des glandes sébacées. Plus tard cette sécrétion se modifie, au lieu d'une croûte molle, c'est une matière analogue d'aspect à de la craie pulvérisée : la matière grasse a diminué, la proportion de débris épithéliaux a augmenté et la sécrétion devient pulvérulente. Cette particularité avait attiré l'attention de M. DEVERGIE, et il en avait fait l'*herpès crétacé*. Sous ce nom, ce savant observateur a tracé une très-bonne description de la lésion.

Le *lupus acnéique*, consécutif dans certains cas au lupus érythémateux, peut aussi être acnéique d'emblée.

Quand le lupus érythémateux a duré longtemps, quelquefois plusieurs années, il tend à se cicatriser. La cicatrice, qui le plus souvent débute par le centre, peut apparaître sur plusieurs points à la fois.

La cicatrice est lisse, superficielle.

Dans certains cas, au milieu des plaques érythémateuses, on voit des petits points jaunâtres, d'un jaune sucre d'orge, transparents, de la grosseur d'un grain de millet; ils sont mous, se laissent facilement dilacérer à l'aide d'une aiguille; ils sont enchâssés dans l'épaisseur du derme, et ils siégent surtout à la périphérie de la plaque ; c'est le *lupus érythémato-tuberculeux*.

Le lupus érythémateux se montre surtout à la face, particulièrement au nez, aux joues, à l'oreille (lobule et hélix). Parfois il attaque le conduit auditif et on l'a vu se propager jusqu'à la membrane du tympan et causer une otite moyenne. On le trouve plus rarement sur le tronc, à la partie antérieure de la poitrine, à la partie postérieure du cou, sur le cuir chevelu où il occupe quelquefois une grande étendue, déterminant l'atrophie des poils, leur chute, et par la destruction des follicules pileux, produisant une ou plusieurs tonsures alopéciques.

D'après ERASMUS WILSON, il ne serait pas très-rare, chez les individus atteints de lupus érythémateux de la face, d'observer sur les doigts des rougeurs ou engelures, c'est d'abord l'érythème pernion persistant quelquefois pendant l'été et alors prenant souvent les caractères du lupus.

J'ai plusieurs fois observé cette coïncidence: mais dès le début la lésion des doigts m'a semblé franchement lupique. Je ne nie pas cependant qu'elle puisse prendre naissance sur un érythème pernion.

On rencontre encore le lupus sur la partie interne des doigts, sur les éminences thénar et hypothénar.

Il peut envahir la paume de la main ; il y devient pityriasiforme ; Hébra est donc dans l'erreur lorsqu'il prétend que le lupus érythémateux a pour point de départ exclusif les glandes sébacées.

Lupus tuberculeux. — Le plus souvent le lupus est tuberculeux d'emblée ; le tubercule se voit d'abord par transparence sous l'épiderme, il est profond, d'abord très-petit et sans saillie, tubercule miliaire, il devient ensuite saillant, s'hypertrophie, quelquefois les bords sont surélevés, son centre déprimé.

Ces tubercules se multiplient, forment des plaques, se recouvrent d'exfoliations épidermiques (lupus exfoliativus, d'Hébra). Ils peuvent guérir spontanément ; alors il se fait un tissu cicatriciel plus profond que celui du lupus érythémateux;

la cicatrice est déprimée, avec une apparence réticulée.

Dans sa forme la plus commune, le lupus tuberculeux a tendance à l'ulcération, et d'autant plus rapidement que le sujet qui le porte a plus les attributs de la scrofule. Cette ulcération peut s'étendre en surface, par ses bords, *lupus exedens superficiel*, ou bien il tend à devenir térébrant, et en quelques semaines il peut détruire les ailes du nez, les lèvres, etc. C'est la forme à laquelle on a donné le nom de *lupus vorax*.

Après avoir passé par cette phase ulcérative, il peut encore guérir, mais alors il donne lieu à des cicatrices difformes et à des mutilations souvent affreuses.

Cette dernière forme se rencontre surtout dans le voisinage des muqueuses et sur les muqueuses elles-mêmes. C'est ainsi que trop souvent on le voit envahir les fosses nasales avec une grande rapidité, détruisant les ailes du nez, emportant la lèvre supérieure, détruisant les aponévroses, les muscles, altérant même les cartilages du nez et le vomer; prenant des organes importants: ainsi les yeux qu'il envahit par la conjonctive et la cornée.

Souvent on le voit recouvert d'une croûte épaisse, d'un brun verdâtre, avec l'ulcération en dessous, et il ressemble, dans ce cas, beaucoup à une syphilide ulcéreuse (rupia), tellement que plusieurs auteurs, Bazin entre autres, admettent un lupus syphilitique.

Vous verrez parfois l'ulcération végéter, se couvrir de gros bourgeons fongueux, revêtus de croûtes épaisses, triplant, par exemple, le volume du lobule du nez; c'est le *lupus ulcéreux végétant*, le lupus *exubérant* de FUCHS.

Le *lupus exedens* ou ulcéreux se trouve le plus habituellement sur la face, surtout vers l'orifice des narines, vers les ailes du nez. Lorsqu'on soulève les croûtes, on voit l'aspect granulé du fond. L'ulcération gagne, soit en surface, soit en profondeur. On le rencontre plus rarement sur le tronc, le membre inférieur, la jambe, le bras, sur les mains, mais assez rarement (une fois sur vingt). Il peut envahir les muqueuses, soit primitivement, soit consécutivement. On l'a constaté dans l'arrière-gorge, sur le pharynx, le voile du palais, sur les gencives, sur la langue. HOMOLLE et ISAMBERT l'ont même rencontré sur les cordes vocales, le larynx.

ANATOMIE PATHOLOGIQUE. — Quelle que soit la variété de lupus, c'est le même néoplasme qui, suivant le sujet, le terrain, le siége, produit des lésions en apparence si variables.

Pour HÉBRA (1845), le processus morbide débute par les follicules sébacés. GEDDINGS, NEUMANN, KAPOSI soutiennent la même thèse. En effet, les glandes sébacées augmentent de volume, s'altèrent, leurs conduits s'élargissent; on constate une vascularisation plus abondante de leur enveloppe, avec prolifération de cellules embryonnaires. Mais il est facile de voir que c'est autour des vaisseaux capillaires, et aussi par leur endothélium, comme dans toutes les néoplasies, que se fait la prolifération des cellules embryonnaires. Ces cellules sont petites, réfringentes et se colorent fortement au picro-carminate ; elles ont, en moyenne 8 μ. et leur noyau est de 5 μ. On les voit d'abord sous forme de noyaux, puis ils se segmentent par scissiparité, en deux, quatre, etc.; le noyau grossit, mais comparé à la cellule du néoplasme syphilitique, il est notablement plus petit et plus brillant. On retrouve ces noyaux embryonnaires autour des capillaires sanguins et des lymphatiques, et cette prolifération périlymphatique produisant l'œdème chronique peut donner lieu au lupus *tumidus*.

Dans le lupus érythémateux, c'est à la superficie, autour des glandes, dans le réseau papillaire, que se retrouve la prolifération de cellules embryonnaires. Le contenu des cellules épidermiques de la couche intermédiaire du *stratum granulosum*, se trouble, devient granuleux, il y a exfoliation de la couche cornée. Les glandes sébacées sont congestionnées, elles sécrètent davantage, elles sont d'abord remplies de cellules troubles, granuleuses, puis quand le lupus passe à l'état crétacé (lupus acnéique), elles se remplissent de cellules épidermiques desséchées et cornées.

Dans le lupus tuberculeux, c'est la même lésion élémentaire, le même processus morbide débutant autour des vaisseaux sanguins et lymphatiques; mais l'altération est plus profonde, et atteint les couches les plus inférieures du derme.

La néoplasie se fait en groupe, sous forme nodulaire, lobulée, autour des vaisseaux; ces lobules s'étendent en surface et en même temps gagnent la profondeur.

De ces cellules un grand nombre deviennent granulo-graisseuses et disparaissent; les autres survivent, et se trouvant en quelque sorte entraînées dans un processus nouveau, elles se transforment et deviennent cellules de tissu conjonctif; telle est probablement l'origine des cicatrices réticulées qui succèdent aux gros tubercules de lupus.

Outre les cellules embryonnaires, on trouve des éléments figurés, des plaques à noyaux multiples, que Lang regarde comme caractéristiques du néoplasme lupique et qu'il nomme cellules géantes (Riesenzellen). Ce sont des cellules qu'on retrouve dans d'autres néoplasmes, que Robin décrit sous le nom de cellules à myéloplaxes, et qui ont de 30 à 80 μ, elles renferment une grande quantité de noyaux.

Complications. — Les complications du lupus sont de deux espèces : les unes indépendantes de l'affection viennent s'y surajouter, comme, par exemple, l'érysipèle, l'épithélioma ; les autres sont en quelque sorte des accidents inhérents à l'évolution de la lésion. Ces derniers sont la congestion, l'inflammation, les adénites, les lymphangites, l'œdème chronique.

Que le lupus soit érythémateux ou tuberculeux, la région envahie est habituellement le siége d'un certain degré de congestion. La température locale, comparée au point symétrique du côté sain et mesurée avec l'appareil thermo-électrique, s'élève d'un degré à un degré et demi.

Parfois, soit sous l'influence de causes difficilement appréciables, soit après quelques excès alcooliques, soit encore chez les femmes à l'époque menstruelle, soit enfin après l'ingestion ou l'application de certains médicaments, la congestion augmente et s'étend bien au delà des limites de la lésion. Cette fluxion est le plus souvent passagère ; la rougeur et le gonflement se dissipent après quelques jours. D'autres fois, elle s'accompagne d'un mouvement fébrile et signale le début de l'inflammation des tubercules lupiques. On les voit alors se tuméfier, s'ulcérer, devenir douloureux ; cette inflammation suppurative, entraînant la destruction, par nécrobiose, d'une partie du néoplasme, peut être suivie d'un travail de cicatrisation et d'une guérison plus ou moins complète.

La lymphangite réticulaire et la lymphangite des troncs lymphatiques ne sont pas rares. Elles déterminent naturellement l'engorgement des ganglions lymphatiques de voisinage. Cette adénite qui est passagère et de courte durée, n'appartient pas à la symptomatologie du lupus ; l'absence d'engorgement ganglionnaire, ou sa résolution rapide, peuvent servir de caractère différentiel avec le carcinôme et le cancroïde, qui s'accompagnent ordinairement d'induration permanente des ganglions voisins.

Soit à la suite de poussées lymphangitiques, soit par l'envahissement en profondeur de la néoplasie, et les troubles qu'elle apporte à la circulation lymphatique, on observe quelquefois un œdème permanent des tissus sous-jacents au lupus; de là, les variétés de lupus tumidus, de lupus hypertrophique. A la face, cet œdème chronique se rencontre surtout avec le lupus érythémateux, et les scrofuleux y sont particulièrement prédisposés. On l'observe aussi aux jambes, où il peut prendre les proportions considérables de l'éléphantiasis des Arabes. C'est alors la pachydermie, avec sa prolifération de tissu conjonctif, succédant à l'œdème chronique du lupus, comme à celui que peut provoquer et entretenir toute autre lésion persistante de la peau : eczéma chronique, lichen chronique, ulcères variqueux, etc. Dernièrement, chez une jeune femme, nous en avions un exemple remarquable dont le point de départ était un lupus de la face dorsale du pied et des orteils, compliqué à plusieurs reprises de lymphangite.

D'après Hébra, l'érysipèle serait une complication très-grave du lupus, pouvant même entraîner la mort. Tel n'est pas le résultat de notre expérience : jamais nous n'avons vu ni un scrofuleux, ni un individu atteint de lupus, mourir d'érysipèle de la face. Ces malades, avec leurs plaies ouvertes à la contagion, sont cependant assez souvent atteints. Bien plus, et mon opinion est partagée par mes collègues de l'hôpital Saint-Louis, l'érysipèle dans l'affection qui nous occupe, est considéré comme un accident favorable produisant, le plus souvent, et surtout dans le lupus érythémateux, une amélioration remarquable.

Exceptionnellement, le lupus peut se compliquer d'épithélioma. Après avoir duré pendant des années, l'ulcération lupique change de caractère, se sèche ; d'indolente qu'elle était, elle devient douloureuse, la croûte s'amincit, tombe et découvre une surface saignant au moindre contact. Les bords mollasses des tubercules du lupus se modifient, s'indurent, se dressent à pic, se renversent même. Dans ces bords on voit des points grisâtres formant comme des cordons perlés. L'ulcération s'étend en surface en même temps qu'elle creuse en profondeur et bientôt on constate son adhérence aux tissus profonds. Le microscope montre une prolifération épithéliale : sur la base primitivement lupique s'est développé l'épithélioma.

Ces faits rares ont déjà été mentionnés par MM. Devergie, Cazenave, Bardeleben, O. Weber,

R. Volkmann, Neumann, Robin, Gailleton, Paulinsky. M. Lailler a très-bien décrit cette complication, dans ses leçons cliniques publiées en 1877. J'en ai vu, moi-même, un exemple remarquable sur une malade atteinte depuis plus de vingt ans de lupus tuberculeux de la face. L'épithélioma détruisit très-rapidement le nez, les yeux, la bouche, atteignant les os, emportant la plus grande partie du masque et amenant la mort par épuisement et par inanition.

La marche de ces cancroïdes, greffés ainsi sur le lupus, semble plus rapide que celle des épithéliomas primitifs.

Si nous examinons l'état général des malades atteints de lupus, à côté de quelques individus vigoureux, bien colorés, ayant toutes les apparences d'une parfaite santé, nous en trouvons beaucoup qui sont scrofuleux ; nous en remarquons un bon nombre de pâles, d'anémiques ; il n'est pas rare de les voir succomber à la complication de tuberculose pulmonaire.

Diagnostic. — Le diagnostic serait toujours facile si l'on ne voyait que les deux formes caractéristiques du lupus. Mais entre ces deux types, que de formes variées dont le diagnostic différentiel réclame toute l'attention de l'observateur !

Le lupus érythémateux, à son début, pourrait être confondu avec l'érythème. La marche de l'affection et ses caractères extérieurs rendent la confusion difficile. L'érythème s'étend rapidement, sa rougeur s'efface sous la pression, tandis que le lupus érythémateux, d'abord très-limité, s'accroît très-lentement ; sa coloration plus intense ne disparaît pas complétement sous le doigt; il a en outre une tendance marquée à la vascularisation. L'érythème dure au plus quelques jours, le lupus est permanent.

Il est plus difficile de distinguer le lupus érythémateux de l'érythème induré de BAZIN, qui se rencontre chez les scrofuleux et que l'on voit surtout sur les doigts, érythème pernio, dont l'engelure n'est qu'une manifestation aiguë. Cette érythème induré est une inflammation chronique du réseau lymphatique superficiel, plus commune sur les doigts, et se montrant parfois à la partie inférieure de la jambe, dans le voisinage des malléoles. On constate un épaississement et un relief de la peau. Ainsi que le lupus, cette affection est fréquente chez les scrofuleux. Mais elle ne s'accompagne ni de la desquamation, ni des arborisations du lupus érythémateux. Elle ne provoque jamais cette séborrhée concrète ou cette apparence de craie broyée du lupus acnéique.

Le diagnostic avec les dermatoses à desquamation pityriasique offre plus de difficulté; mais dans ces affections, dans le *pityriasis alba* de certains auteurs, la lésion n'est pas nettement circonscrite, il n'y a pas de plaques rouges indurées sous-jacentes, et, à un degré plus avancé, il y a dans le lupus de petites cicatricules qui sont véritablement pathognomoniques. Dans le lupus pityriasiforme la desquamation peut être brunâtre, grisâtre, noirâtre même, et cette coloration a dû le faire confondre avec d'autres affections sous le nom de pityriasis *nigra*.

A la face, le *psoriasis* a une squame mince que les malades enlèvent presque toujours, ce qui rend quelquefois le diagnostic très-difficile. Je vous ai déjà parlé d'une malade de mon service pour laquelle Bazin a porté par deux fois, à quelques semaines d'intervalle, le diagnostic de psoriasis; ce ne fut que lors de l'apparition des cicatricules superficielles que nous pûmes reconnaître le lupus. Ces cicatrices sont brillantes, lisses; la lésion a ordinairement une apparence marbrée, qui résulte de la coexistence de plusieurs points cicatriciels.

Le lupus acnéique attaque les glandes sébacées et donne lieu à de la séborrhée, comme dans l'acné sébacée concrète; mais dans cette dernière affection, les croûtes sont molles, plus épaisses, la sécrétion se fait rapidement. Si on soulève les croûtes, on voit que, dans le lupus acnéique, elles se prolongent dans le conduit des glandes, et que les tissus sous-jacents sont d'un rouge très-vif; dans les formes sèches (herpès crétacé) le doute n'est plus possible.

Telles sont les différentes affections que l'on pourrait confondre avec le lupus érythémateux; voyons maintenant quelles sont celles qui peuvent simuler le lupus tuberculeux.

Quand il se présente avec les caractères typiques que nous lui avons assignés, toute méprise sera impossible surtout lorsqu'on l'aura soumis à la pierre de touche de l'aiguille à scarification; sa mollesse, la facilité avec laquelle il se laisse dilacérer ont un caractère diagnostique tel qu'on devra toujours, dans les cas douteux, avoir recours à ce mode d'exploration.

Cependant, il est quelques affections cutanées qui peuvent prêter à l'erreur et dont il faut savoir le distinguer.

Le lupus tuberculeux non excedens peut ressembler à certaines formes de la syphilis (syphilide tuberculeuse circonscrite). Mais, dans cette dernière, les éléments sont plus groupés, plus serrés; elle a une marche serpigineuse beaucoup plus rapidement extensive. Le tubercule syphilitique est plus douloureux, plus dur, il n'est pas facilement dilacérable. Le tubercule de lupus a une marche essentiellement lente, il peut occuper un même point pendant des années, enfin le traitement interne par les mercuriaux et par l'iodure de potassium ne le fera pas disparaître.

Un tubercule ulcéré peut se confondre avec une syphilide ulcérée, une syphilide tuberculo-crustacée ou bien encore avec des gommes superficielles de la peau ulcérées et recouvertes de croûtes épaisses, noires ou verdâtres affectant la forme stratifiée. Mais l'ulcération lupique est moins profonde, son fond est mamelonné, ses bords sont anfractueux, déchiquetés, sa croûte est molle, et au-dessous, la surface dénudée est très-suintante; l'ulcération syphilitique, au contraire, est plus profonde, les bords sont taillés à pic, le fond est moins bourgeonnant.

Le plus souvent, dans le lupus, en dehors de l'ulcération, on aperçoit des points rouges et quelquefois des tubercules facilement reconnaissables.

Les deux affections peuvent avoir une marche serpigineuse, mais les syphilides ont une forme de fer à cheval mieux accusée, elles siégent de préférence sur le dos, sur les jambes, au voisinage des articulations; le lupus siége surtout à la face; s'il a parfois une marche serpigineuse, si en même temps qu'il s'étend par ses bords il se cicatrise à son centre, il n'est pas rare de voir de nouveaux tubercules se former dans ces points cicatrisés. Les syphilides, au contraire, ne récidivent pas dans la cicatrice. Le caractère de ces cicatrices peut lui-même fournir des éléments de diagnostic : les cicatrices de lupus, en effet, sont en géneral inégales, bridées, gauffrées ; celles de la syphilis sont lisses, blanches, entourées d'une zone cuivrée ou brunâtre.

Enfin, il faudra tenir grand compte des commémoratifs, de la durée et de la marche de la maladie. Le lupus dure longtemps, s'étend lentement. La syphilis, au contraire, a une marche beaucoup plus rapide, elle ne se localise pas comme le lupus pendant des années dans un même point.

Il est quelques cas cependant dans lesquels la combinaison de la scrofule et de la syphilis vient encore obscurcir le diagnostic, à ce point que quelques auteurs ont admis un lupus syphilitique.

Les syphilides chez les scrofuleux ont une grande tendance à la suppuration, souvent l'ulcération est plus profonde, la cicatrice moins lisse ; et quelquefois le traitement antisyphilitique permettra seul de juger la question ; il est vrai que certaines scrofulides sont améliorées par l'iodure de potassium, mais cette amélioration est moins rapide et moins durable que lorsqu'il s'agit de syphilides.

C'est surtout dans ces cas qu'il faudra rechercher avec soin si, dans les cicatrices, on ne retrouve pas quelques petits tubercules facilement attaquables par l'aiguille à scarification, et vous avez vu que cet examen et ce moyen d'exploration nous ont servi à établir le diagnostic chez une jeune fille qui était il y a quelques semaines encore dans nos salles, et chez laquelle mon savant collègue M. Fournier et moi-même, après un premier examen, avions porté le diagnostic de syphilide.

Quand un malade se présente à nous avec des tubercules gros, foncés, quand de plus ce malade a habité les pays dans lesquels la lèpre est endémique, tels que l'île Bourbon, les Barbades, l'Amérique du sud ou bien la Suède ou la Norvége, nous devons nous demander s'il n'est pas atteint de lèpre tuberculeuse; mais le tubercule de la lèpre est plus gros, il est plus dur, presque absolument anesthésique, et d'un brun violacé; il s'entoure d'arborisations vasculaires très-nombreuses, siége surtout aux mains, aux pieds, à la face; il tend à se généraliser, et à se répartir symétriquement.

Une dernière affection avec laquelle le lupus peut être confondu est l'épithélioma. Le diagnostic est surtout difficile lorsqu'il ne se présente qu'un seul tubercule ulcéré. La suppuration est plus abondante dans le lupus. Dans l'épithélioma il y a adhérence aux parties profondes, les bords sont comme roulés, présentant des espèces de perles grisâtres et transparentes : ce sont les points où se fait la prolifération épithéliale. Puis à un degré plus avancé, les bords sont durs et renversés; il se complique souvent d'adénite chronique.

Quelquefois le lupus envahit les muqueuses, mais ces dernières sont rarement prises primitivement. Il débute généralement par la peau et atteint ensuite soit par propagation , soit isolémet, tantôt la muqueuse nasale, tantôt le pharynx, le voile du palais, la voûte palatine, les gencives, rarement les amygdales qui sont si généralement affectées dans la syphilis.

Les syphilides des muqueuses sont d'une teinte rouge foncé, douloureuses, les ulcérations sont taillées à pic, ont une marche très-rapide ; le lupus, au contraire, se présente sous la forme d'une plaque violacée, livide, indolore; l'ulcération est recouverte d'un détritus jaunâtre, elle est superficielle, mamelonnée, granuleuse; elle n'entraîne pas habituellement comme la syphilis de perforations osseuses, elle a une marche essentiellement lente.

Le lupus attaque rarement la langue, contrairement au tubercule, qui débute habituellement sur les côtés de cet organe, et que l'on rencontre toujours à l'état miliaire sur le pourtour de l'ulcération; cette ulcération, à bords souvent décollés, semble se guérir et se reproduit en d'autres points ; du reste le tubercule de la langue n'est jamais primitif, il succède toujours à la tuberculose du poumon ou du larynx.

A la vulve, le lupus de la muqueuse s'accompagne d'œdème chronique des grandes lèvres.

Pronostic.—Le pronostic du lupus varie suivant la forme ; le lupus érythémateux est relativement bénin, il est plus superficiel, ne s'ulcère pas, mais néanmoins il a tendance à persister, à gagner par ses bords, bien qu'en certains points, au centre par exemple, il y ait cicatrisation spontanée.

Le lupus tuberculeux non exedens, peut rester stationnaire pendant de longues années, il peut, si les tubercules ne se multiplient pas, guérir spontanément. Il peut aussi devenir ulcéreux. Le lupus ulcéreux superficiel est quelquefois d'une bénignité remarquable, mais il peut gagner plus profondément et avoir une tendance rapidement destructive; du reste, cette forme ulcéreuse est souvent en rapport avec l'état général du sujet. En dehors de toute diathèse, le lupus est le plus souvent, ou bien érythémateux, ou bien tuberculeux non exedens. Chez les scrofuleux il est presque toujours ulcéreux et parfois rapidement destructeur sous la forme de lupus vorax.

ETIOLOGIE.—Le lupus érythémateux est rare au-dessous de 17 ou 18 ans ; le lupus tuberculeux débute plus tôt, on le rencontre dès l'âge de 3 ou 4 ans, et il a son maximum de fréquence de 6 à 10 ans. Les femmes y sont plus sujettes que les hommes : sur 22 cas relevés par VEIEL, il y aurait eu 15 femmes et 7 hommes. Il n'est jamais congénital, il est très-exceptionnel chez les vieillards, il n'est pas contagieux, il n'est pas héréditaire, et dans cet hôpital, où il y a de nombreux serviteurs des deux sexes atteints de lupus qui se marient entre eux, jamais nous ne voyons la néoplasie lupique se développer sur les enfants qui naissent de ces unions, alors même que le père et la mère sont, ou ont été affectés de lupus.

L'enquête que j'ai faite, à cet égard, est très-probante.

Pour certains auteurs, CAZENAVE, VEIEL, DOYON, ce serait une manifestation tardive de la syphilis héréditaire, mais rien ne le démontre, pas même le traitement.

Quelques anatomo-pathologistes, frappés de la ressemblance qui existe entre le processus du néoplasme lupique et celui du tubercule, seraient disposés à conclure à l'identité et à en faire la lésion tuberculeuse de la peau. J'ai vu de vrais tubercules de la peau chez des individus en proie à la tuberculisation pulmonaire, et ces tubercules cutanés n'ont ni la forme, ni la marche du lupus.

Est-ce une manifestation de la scrofule comme le prétendent MM. BAZIN, HARDY, E. WILSON, TILBURY FOX? les faits tendent à le faire admettre; il est certain que c'est bien plus fréquemment chez les scrofuleux qu'on rencontre le lupus; cependant il existe des individus ayant toutes les apparences de la parfaite santé, chez lesquels il n'y a aucune raison de soupçonner la scrofule, qui sont atteints de lupus. Cette forme, en quelque sorte idiopathique, serait relativement assez fréquente dans certains pays. HÉBRA l'a souvent constatée à Vienne.

Les travaux des dermatologistes modernes ont puissamment contribué à nous faire mieux connaître les lésions, les variétés, la thérapeutique du lupus, mais ils n'ont pu encore nous en révéler la nature.

TRAITEMENT. — Je vous ai déjà dit, Messieurs, que le lupus pouvait guérir spontanément. « Les seules maladies curables par l'art sont celles que la nature guérit quelquefois. » Le lupus est donc curable et les indications thérapeutiques nous semblent parfaitement déterminées. L'étude attentive de l'évolution régressive de la néoplasie lupique abandonnée à elle-même, peut nous aider à reconnaître quels sont les moyens capables d'aider et de favoriser la nature dans son travail d'élimination et de réparation.

Comme vous le savez, quand le lupus tend à guérir spontanément, il devient le siége d'un travail inflammatoire, qui entraîne après lui la suppuration et l'ulcération des tissus malades, et secondairement l'élimination ou la transformation conjonctive de la néoplasie lupique et enfin la production d'une cicatrice.

C'est un travail analogue que le médecin doit favoriser par des moyens généraux, et provoquer par des moyens locaux, lorsqu'il se propose d'obtenir la guérison d'un lupus.

Quelques affections intercurrentes peuvent provoquer un processus inflammatoire salutaire. L'érysipèle, par exemple, imprime à cette affection une modification telle que la guérison peut s'en suivre.

Le lupus, vous le savez, peut exister chez des individus qui n'ont aucun des attributs de la scrofule cependant, à Paris au moins, c'est assez rare ; le plus souvent, c'est chez les sujets scrofuleux que vous le rencontrerez, aussi comprendrez-vous très-bien que les auteurs, en rattachant l'affection qui nous occupe à la diathèse scrofuleuse, aient insisté sur la nécessité d'un traitement général. En effet, si les malades, ainsi traités, ne guérissent pas complétement, leur constitution est modifiée avantageusement, et ils sont dans d'excellentes conditions pour profiter des bénéfices d'une thérapeutique locale.

Les auteurs ne s'accordent pas tous sur le point

de savoir si le traitement général doit précéder ou non le traitement local. M. Devergie mettait, pendant longtemps, les malades à l'usage des reconstituants avant d'attaquer directement la néoplasie. Pour ma part, je crois que les deux modes de traitements doivent marcher simultanément, et dans quelques cas même, je donne la priorité au traitement local. En tous cas, le traitement général une fois institué doit être prolongé pendant fort longtemps, même après que toute lésion locale a disparu.

Je n'ai pas l'intention de vous énumérer tous les remèdes dont on a fait usage, la liste en serait fastidieuse, je veux seulement vous indiquer ceux qui ont encore quelque crédit.

Parmi les médicaments les plus usités aujourd'hui, il faut citer les préparations *iodées* qui réussissent en général très-bien chez les scrofuleux. Quand j'ai à traiter des femmes gastralgiques, je commence par le sirop iodo-tannique à dose de deux cuillerées à bouche par jour, immédiatement après les deux principaux repas; ainsi associé au tannin, l'iode est généralement mieux supporté; quand la tolérance est obtenue, je donne l'iodure de potassium soit en solution, soit associé au sirop de quinquina ou au sirop d'écorces d'oranges amères; à l'hôpital, j'emploie une solution d'iodure de potassium au vingtième, un gramme par cuillerée à bouche. L'iodure de potassium doit être toujours pris *après* le repas, pour être bien toléré; il est mieux supporté à hautes doses — ce qui vient peut-être de ce que son élimination est alors plus rapide — tandis qu'on voit survenir des accidents iodiques quand on l'administre à doses fractionnés et minimes. Chez les enfants je fais souvent usage du sirop de raifort iodé.

J'associe à ce traitement l'huile de foie de morue; j'en fais prendre au commencement du repas, deux, trois, rarement quatre cuillerées. Conseillée à hautes doses, par M. Devergie et Bazin qui en donnaient jusqu'à 300 et même 500 grammes par jour, elle est rarement bien supportée, en quantité aussi considérable. M. Hardy prescrit rarement plus de quatre ou cinq cuillerées par jour. Il est bien certain que l'huile de foie de morue donne de bons résultats chez certains sujets scrofuleux, mais elle est sans action sur le lupus des individus de bonne constitution.

Quelques auteurs, M. Devergie entre autres, conseillent des préparations arsénicales, je n'en ai jamais obtenu de résultats efficaces.

L'indication des ferrugineux se présente souvent. Beaucoup de ces malades sont anémiques. Je prescris de préférence le sirop d'iodure de fer pendant les repas, ou battu avec l'huile de foie de morue dont il masque le goût désagréable, alors je le fais prendre avant le repas.

J'associe fréquemment les toniques, les amers, et vous me verrez employer l'infusion de houblon, de feuilles de noyer, le vin de gentiane, le vin de quinquina.

Quand vous pourrez envoyer vos malades faire une cure aux eaux minérales, ils s'en trouveront très-bien; elles impriment à l'organisme un mouvement favorable, aident à la guérison des lésions lupiques, et en préviennent les récidives. Il est souvent nécessaire d'envoyer les malades aux eaux pendant plusieurs années de suite.

Vous donnerez alors la préférence aux eaux

sulfureuses et aux eaux chlorurées et bromo-iodurées. Les eaux de Challes, près de Chambéry, de Wildegg dans le canton d'Argovie, en Suisse, seront prises à la dose de un ou deux verres par jour ; on les emploiera aussi en douches, en pulvérisations, comme traitement local. On se trouvera très-bien des eaux d'Uriage, à la fois sulfureuses et chlorurées sodiques.

Ensuite viendront les eaux franchement chlorurées sodiques, celles de Salies de Béarn, auxquelles on ajoute les eaux-mères des salines, les eaux de Salins, dans le Jura, de Salins en Savoie, celles de Bex et de Lavey, dans le canton de Vaud, celles de Nauheim, de Kreuznach, enfin les bains de mer qu'on remplace dans les services hospitaliers par les bains à l'eau de mer artificielle donnés dans l'hydrofère, et que j'emploie souvent avec succès.

Tels sont les moyens que vous devrez employer dans la thérapeutique générale du lupus. Si vous voulez l'arrêter dans sa marche envahissante, il faut faire activement un traitement local qui puisse être institué en même temps que vous attaquerez l'état constitutionnel. Il ne faut pas, à l'exemple de quelques médecins, soumettre pendant un temps plus ou moins long vos malades à un traitement général avant de leur appliquer des remèdes locaux ; comme je vous l'ai déjà dit, tous les moyens auxquels nous pouvons avoir recours doivent être employés simultanément, et j'ai même reconnu que, dans certains cas, il était préférable d'agir d'abord localement.

En instituant un traitement topique, nous nous proposons d'imiter ce que fait la nature quand elle amène la guérison spontanée : nous nous efforçons de détruire le néoplasme et de provoquer une inflammation, qui favorise la transformation des jeunes cellules embryonnaires en cellules de tissu conjonctif.

Maintenant, nous allons passer en revue les différents moyens qu'on peut employer dans les formes si variables du lupus.

Dans le lupus érythémateux, on a recours à l'application de caustiques capables de déterminer une inflammation superficielle. Il ne faut pas oublier que la cicatrice, qui résultera de leur action, ne doit pas être plus profonde et plus défectueuse que celle qui se ferait spontanément.

Les moyens ont varié à l'infini.

Bazin recommandait les badigeonnages à l'huile de Cade ; mais on n'obtient ainsi qu'une faible révulsion ; l'huile de noix d'acajou, dont notre éminent collègue faisait un fréquent usage, est plus caustique et la remplace avec avantage. On peut également se servir de la solution de perchlorure de fer telle qu'on l'emploie habituellement dans les services de chirurgie, ou de la solution de perchlorure de fer dans l'alcool que préconise M. Besnier.

On a aussi obtenu de bons résultats avec les teintures d'iode simple ou caustique, mais nous verrons que cette dernière est surtout efficace dans la forme tuberculeuse du lupus.

Les docteurs Weiss et Saterlee, de New-York, ont recommandé la solution d'acétate de soude au vingtième ; on en imbibe des compresses, recouvertes de taffetas gommé, que l'on applique sur la région malade de façon à la maintenir en quelque sorte dans un bain continu.

A ces différents agents, je préfère l'application

d'emplâtres ; j'obtiens de bons effets de l'emplâtre de Vigo, mais je me sers encore plus volontiers de l'emplâtre connu dans mes salles sous le nom d'emplâtre ou sparadrap rouge, dont voici la composition :

Emplâtre de diachylon,	26 parties
Minium,	2 1/2 parties
Cinabre,	1 1/2 parties

f. s. a. un sparadrap.

je l'emploie pour remplacer la pommade au minium et cinabre dont se servait beaucoup M. Hardy pour le pansement des ulcérations scrofuleuses.

Un moyen qui m'a souvent réussi est la solution alcoolique de savon de potasse :

Savon noir ou savon de potasse,	2 parties
Alcool,	1 partie

La formule d'Hébra, qui a recommandé ce traitement, est la suivante :

Savon de potasse,	120 gr.
Alcool,	60 gr.
Esprit de Lavande,	8 gr.

M. Lailler, pour remplacer la solution d'Hébra, emploie un composé plus élégant :

Crème de savon des parfumeurs,	100 gr.
Potasse caustique,	20 à 50 cent.
Teinture de benjoin,	de 1 à 5 gr.

Avec un morceau de flanelle un peu rude, on fait

des frictions, matin et soir. Excitée par ce léger caustique, la peau devient le siége d'exfoliations épidermiques, d'inflammation superficielle; il se fait des îlots cicatriciels qui s'étendent et se réunissent.

Si on veut une réaction un peu plus vive, on étend du savon vert sur une flanelle et on fait deux frictions par jour.

Le même traitement est applicable à la forme acnéique du lupus, mais un certain nombre de malades y sont rebelles; le lupus s'enflamme, devient œdémateux, tumidus; alors il faut avoir recours au traitement chirurgical, aux scarifications; nous y reviendrons tout à l'heure.

Dans le lupus tuberculeux non exedens, M. Bazin recommande les badigeonnages à l'huile de noix d'acajou tous les deux ou trois jours, il conseille également les applications de teinture d'iode. Ces moyens sont souvent insuffisants, et il faut avoir recours à la teinture d'iode caustique. Voici la formule de M. Hardy :

Eau distillée,	30 gr.
Iodure de potassium,	8 gr.
Iode métallique,	3 à 4 gr.

Une préparation plus active est le glycérolé caustique de Richter :

Glycérine,	10 gr.
Iodure de potassium,	5 gr.
Iode,	5 gr.

faire des badigeonnages tous les deux jours et

recouvrir d'une feuille de gutta-percha. Ce moyen est très-douloureux pendant environ deux heures.

HÉBRA a modifié cette formule de la façon suivante :

Glycérine,	10 gr.
Iodure de potassium,	4 gr.
Iode,	14 gr.

Avant qu'on ait recours au traitement chirurgical, celui qui était le plus employé était le traitement par les pommades, et elles sont nombreuses.

M. GUIBOUT emploie la suivante :

Axonge, Deuto-iodure de mercure,	parties égales.

C'est un moyen fort douloureux.

M. LUTZ, pharmacien en chef de cet hôpital, qui a fait de nombreux essais sur le traitement du lupus, recommande de faire des pulvérisations réitérées pour enlever les croûtes, et de faire ensuite des applications de pommade à l'iodure de mercure au centième.

M. LAILLER se sert de la pommade à l'iodhydrargyrate de potasse.

Axonge,	99 gr.
Iodure de potassium, Iodure de mercure,	ââ 50 cent.

Tous ces moyens sont douloureux, ils donnent lieu à des cicatrices ridées, épaisses, et d'autant plus profondes qu'on s'est servi de caustiques plus énergiques.

Dans le lupus vorax, M. HILLAIRET, comme caustique, emploie :

Chlorure de zinc déliquescent, } ââ. parties égales.
Alcool,

Il fait aussi fréquemment usage du caustique Filhos.

Avant d'avoir recours aux scarifications, j'ai employé la poudre de nitrate de plomb, j'en ai obtenu de bons résultats, mais moins satisfaisants cependant que lorsque je m'en sers pour détruire les bords d'ulcérations épithéliomateuses.

Je pourrais encore citer le nitrate acide de mercure, le fer rouge, le thermo-cautère de Paquelin. Mais on n'obtient, par ces cautérisations, que des cicatrices difformes au prix de pertes de substances assez profondes.

Contre le lupus tuberculeux non exedens, je préfère le traitement chirurgical et l'emplâtre rouge ; dans le traitement du lupus ulcéreux, j'emploie les pulvérisations, car il est très-important de faire tomber les croûtes, contrairement à ce que nous enseigne M. BAZIN ; c'est surtout à cette précaution que M. LUTZ doit ses succès.

Dans mon service, on fait trois ou quatre pulvérisations par jour, suivies de pansements avec de l'iodoforme en poudre ou mieux en solution dans l'éther et pulvérisé, comme le recommande M. LAILLER. Cette dissolution de l'iodoforme dans l'éther a l'avantage de lui faire perdre son odeur.

Sous l'influence de ce traitement on a souvent des modifications heureuses, mais il ne suffit pas toujours; il est des formes de lupus vorax qui, à la suite de poussées aiguës, peuvent détruire en quelques jours le nez, les joues, etc. Dans ces cas, on avait autrefois recours au fer rouge, aux caustiques énergiques; depuis quelques années, on a apporté à ces médications des modifications très-heureuses.

C'est le professeur DUBINI, de Milan, qui, en 1865, a le premier traité les tubercules lupiques par des piqûres multiples au moyen des aiguilles du réveilleur de Baunscheidt. Il appliquait ensuite la pommade au biodure de mercure.

VOLKMANN, de Halle, eut l'idée, en 1870, d'énucléer les productions lupiques et d'en racler ensuite la surface.

Ferdinand HÉBRA et son fils Hans HÉBRA employèrent la curette.

Cette méthode jouit en ce moment, à Paris, d'une certaine faveur.

Quand on se sert de la curette qui, comme vous le savez, est tranchante sur ses bords (fig. 1), on râcle jusqu'à ce qu'on arrive sur la peau saine; on est averti qu'on a atteint cette limite par la résistance que les tissus sains opposent à l'instrument. Cette opération est très-douloureuse; on est obligé d'avoir recours à l'anesthésie locale, souvent même au chloroforme.

A la suite de cette opération, la plaie se recouvre de bourgeons charnus de bonne nature, puis, au bout d'un certain temps, d'une cicatrice sur laquelle il n'est pas rare de voir de petits tubercules se reproduire.

Sans doute la cicatrice consécutive au râclage est préférable à celle qu'on obtient après l'emploi des caustiques, cependant elle n'est pas parfaite. La base profonde du lupus est anfractueuse, la surface entre la peau saine et les tissus morbides n'est pas plane; elle est irrégulière, forme en quelque sorte des vallons et des côteaux, et, malgré tous les soins qu'on apporte au râclage, on passe par-dessus les bas-fonds, sans les atteindre et en y laissant une partie du néoplasme. Aussi me voyez-vous préférer à cette méthode la scarification à l'aide de l'instrument tranchant.

Au début, j'ai scarifié seulement les lupus érythémateux, et je me servais d'un scarificateur analogue à celui dont on fait usage pour la conjonctive, mais plus court et plus arrondi (fig. 3). Je faisais des scarifications linéaires séparées l'une de l'autre de 1 millimètre à 1 millimètre et demi. Après avoir scarifié dans un sens, je coupais dans un autre de façon à quadriller la surface du lupus. A la séance suivante, huit jours après, je changeais le sens de mes incisions de sorte qu'au bout d'un certain temps presque toute la surface du lupus avait été atteinte par mon scarificateur.

Veiel faisait des piqûres avec un instrument muni de six lames aiguës, de façon à mieux faire pénétrer les caustiques qu'il appliquait ensuite.

Balmanno-Squire eut l'idée d'attaquer les tubercules isolés, ou les tubercules qui se reproduisent dans une cicatrice, à l'aide d'une aiguille tranchante analogue à une aiguille à cataracte légèrement modifiée; il eut de très-bons résultats. Cet habile médecin anglais eut la gracieuseté de m'envoyer des instruments semblables aux siens, et, en 1874, je me mis à faire la scarification du lupus tuberculeux, puis bientôt j'opérais des lupus ulcéreux et vorax, et cela avec plein succès.

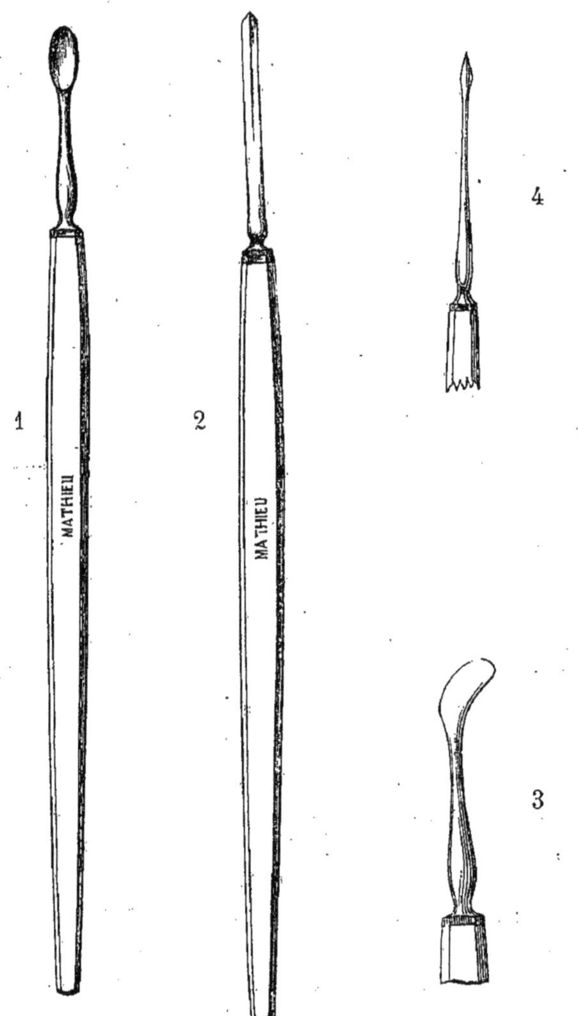

Voici comment je procède :

Je commence par insensibiliser les parties, soit

avec un mélange de glace et de sel, soit avec une pulvérisation d'éther au moyen de l'appareil Richardson ; il est un certain nombre de malades assez courageux pour refuser l'anesthésie locale.

Ai-je à détruire un tubercule de lupus, je le laboure dans tous les sens, avec mon aiguille tranchante; s'il est mou, il est réduit en bouillie. Si le tubercule est sous une cicatrice, alors qu'on ne le verrait que par transparence sous forme d'un petit point jaunâtre, je l'atteins avec la plus grande facilité, tandis que la chose me serait impossible avec une curette. On doit tenir l'aiguille, sans la serrer, comme une plume à écrire; la résistance qu'opposent les tissus sains, comparée à la mollesse du tubercule indique, quand on en a l'habitude, que l'on a atteint la limite du mal. L'aiguille tenue mollement suit les ondulations des tissus sains sous-jacents, elle pénètre toute l'épaisseur du néoplasme et ressaute sur les parties du derme restées saines.

L'hémorrhagie produite par l'opération est généralement insignifiante. J'ai employé au début le perchlorure de fer, c'est un peu douloureux, j'y ai renoncé; je me contentais d'appliquer de l'amadou, ou, ce qui est beaucoup meilleur marché, du papier buvard. Tout dernièrement, je me suis servi de coton; l'application d'une feuille de ouate sur laquelle on fait une compression de deux ou trois minutes, est le moyen d'hémostase le plus pratique.

A la suite de l'opération, les malades éprouvent une douleur modérée qui dure une heure à une heure et demie, il y a souvent le lendemain un peu de gonflement que je combats par quelques compresses imbibées d'eau froide; au bout de deux jours, l'inflammation diminue, alors je fais des applications d'emplâtre rouge. Je réitère les scarifications tous les huit jours, à l'hôpital; en ville, dans ma clientèle, je les fais tous les cinq à six jours.

Il m'est arrivé d'arrêter en deux ou trois scarifications la marche envahissante des lupus les plus vorax; peut-être trouverai-je des cas rebelles au moyen que je préconise en ce moment, mais jusqu'à présent je n'en ai pas rencontré.

Le nombre des scarifications nécessaires est très-variable, en moyenne il faut 5 à 8 scarifications pour arriver à la guérison. Cependant alors même que cette guérison paraîtrait complète, il ne faut pas perdre de vue ses malades; il est fréquent de voir sous la cicatrice repulluler des tubercules qu'il faut aller chercher avec l'aiguille. J'ai des malades qui, depuis bientôt quatre ans, n'ont pas eu de récidives; j'en ai d'autres plus nombreux qui sont en surveillance et qui viennent tous les deux ou trois mois se soumettre à une révision; s'il s'est fait de nouveaux tubercules, il suffit généralement de deux ou trois opérations pour les arrêter.

La cicatrice qu'on obtient ainsi est très-belle, elle est lisse, souple, à peine apparente, même dans le cas de lupus tuberculeux; c'est le meilleur résultat qu'on ait pu obtenir jusqu'à présent.

Je crois être le premier qui ait scarifié le lupus des muqueuses; vous avez vu cette femme qui avait un lupus ulcéreux de la région palatine avec dénudation du périoste, quelques séances ont suffi pour l'arrêter. Dans ces cas, il est bon d'employer un peu de perchlorure de fer pour arrêter la perte de sang.

Je n'ai pas eu à traiter de lupus du pharynx; dans ces cas, il faudrait modifier les instruments. Jusqu'à présent j'ai employé les cautérisations au nitrate d'argent, dont j'active l'action en passant ensuite un crayon de zinc.

Comme caustique, j'emploie volontiers, comme pour les plaques blanches de la langue, le nitrate acide de mercure selon la formule de M. Devergie ·

Eau distillée,	8 gr.
Proto-nitrate de mercure cristallisé,	4 gr.

Réduire en poudre le protonitrate;

Faire dissoudre dans l'eau portée graduellement à l'ébullition, retirer du feu et ajouter goutte à goutte en remuant le mélange :

Acide azotique,	2 gr.

Le nitrate acide de mercure ainsi préparé est préférable à l'acide chromique liquéfié qui cependant est aussi un bon caustique.

Dans les cas de lupus de l'isthme du gosier, comme moyen accessoire je prescris des gargarismes émollients, et souvent celui-ci :

Eau d'orge,	250 gr.
Sirop diacode,	40 gr.
Eau distillée de laurier cerise,	10 gr.

Plus j'acquiers d'expérience dans la pratique des

scarifications linéaires, plus je me fortifie dans la conviction que, pour la cure du lupus tuberculeux, quelle qu'en soit la forme, non exedens ou exedens, et même vorax, elle doivent avoir la préférence sur tout autre mode de traitement et remplacer l'usage des caustiques et même le râclage par la curette.

PARIS.— IMP. V. GOUPY ET JOURDAN, RUE DE RENNES, 71.

101

www.ingramcontent.com/pod-product-compliance
Ingram Content Group UK Ltd.
Pitfield, Milton Keynes, MK11 3LW, UK
UKHW021957260726
13994UKWH00004B/1795

9 782329 121260